LA LOI SUR LES ACCIDENTS

TARIF

D'HONORAIRES MÉDICAUX

ADOPTÉ

PAR LE CORPS MÉDICAL DE LA GIRONDE

BORDEAUX

G. GOUNOUILHOU, IMPRIMEUR DE LA FACULTÉ DE MÉDECINE

II — RUE GUIRAUDE — II

1899

LA LOI SUR LES ACCIDENTS

———

TARIF

D'HONORAIRES MÉDICAUX

ADOPTÉ

PAR LE CORPS MÉDICAL DE LA GIRONDE

———⚹———

BORDEAUX

G. GOUNOUILHOU, IMPRIMEUR DE LA FACULTÉ DE MÉDECINE

II — RUE GUIRAUDE — II

———

1899

LA LOI SUR LES ACCIDENTS

TARIF

D'HONORAIRES MÉDICAUX

Le Bureau de l'Association des Médecins de la Gironde, en conformité de la décision prise en Assemblée générale le 28 mai à Arcachon, a fait appel à tous les groupes médicaux du département pour constituer une Commission chargée d'établir un tarif d'honoraires en vue de l'application de la loi sur les accidents.

Cette Commission, dans laquelle tous ces groupes étaient représentés : l'Association (Lande, Courtin, Peyre); le Syndicat professionnel de Bordeaux (Rolland, Dumur, de Coquet); le Syndicat médical de Bordeaux (de Lagoanère, Davezac, Mongour); le Comité médical de Bordeaux (Gautier, Audoin); le Syndicat médical suburbain (Lasalle, Phélippot, Aunis); le Syndicat du Médoc (Rafaillac, Lartigue père, Rabère); le Syndicat de Bazas (Bonnefoy); le Syndicat de Libourne (Petit, Berger, Duclion); a, après discussion, adopté dans sa dernière séance le rapport suivant de M. le Dr Peyre, son secrétaire :

Messieurs,

A la dernière réunion de l'Association des médecins de la Gironde à Arcachon, nous avons eu l'occasion de nous occuper de la loi sur les accidents du travail qui va recevoir son application à la fin du mois. Un remarquable rapport de notre conseil judiciaire, M° O'Zoux, a établi, au milieu des obscurités de cette loi, la situation souvent difficile faite aux médecins; ce rapport nous servira de guide dans les cas où nous nous trouverons en présence d'une interprétation douteuse.

A un autre point de vue a été soumise à vos discussions la question si importante des rapports nouveaux qui vont s'établir entre médecins et Compagnies d'assurances. Jusqu'à présent, les Compagnies se contentaient en général de garantir à leurs assurés le risque civil sans s'occuper des soins médicaux qui étaient à la charge du blessé, quand ils ne restaient pas à la charge du médecin. Désormais, l'ouvrier a droit aux soins médicaux et pharmaceutiques, et lorsqu'il n'aura pas fait lui-même choix de son médecin (qui alors, nous dit la loi, est taxé d'après le tarif de l'assistance médicale gratuite), ce sera généralement la Compagnie d'assurances qui le lui fournira. La loi sur les accidents présente, en effet, de telles difficultés dans son interprétation qu'il est à prévoir que les assurés se déchargeront de tous frais ou responsabilités sur les Compagnies qu'ils auront choisies ou créées.

En vue de l'application de la loi nouvelle, la plupart des Compagnies ont déjà établi pour leur service médical des tarifs à forfait, avec majoration dans les cas graves.

D'autre part, un groupe nombreux de médecins a constitué à Paris, avec extension à toute la France, une combinaison financière qui, moyennant un versement de chacun des participants, permet de commanditer des Caisses mutuelles d'assurances et garantit, par contre, aux médecins souscripteurs le monopole des soins à donner.

A Bordeaux, un groupe d'industriels réunis en Société mutuelle a demandé aux médecins désirant participer au service médical de leur Syndicat de contribuer par une souscription à la constitution de leur fonds de réserve. Seuls, les médecins souscripteurs participeraient au service médical.

Je n'entrerai pas dans l'étude de ces diverses combinaisons; il me suffira de rappeler la décision prise à l'unanimité, après la discussion qui a eu lieu à la réunion d'Arcachon.

« L'Association des médecins de la Gironde est d'avis » que les médecins doivent s'abstenir de contribuer par » une participation financière quelconque, directe ou » indirecte, à la constitution du fonds de garantie des » Caisses d'assurances contre les accidents, dans le fonc- » tionnement desquelles ils obtiendraient par cette con- » tribution le monopole du service médical. »

Par une deuxième décision découlant pour ainsi dire de la première, et ayant pour but de ne pas laisser le médecin isolé et désarmé en présence des Compagnies ou des Caisses mutuelles d'assurances, il était décidé qu' « il sera établi dans le plus bref délai possible, par » les soins d'une Commission placée sous le patronage » de l'Association, convoquée par elle et composée de » délégués de tous les groupements professionnels mé- » dicaux du département, un tarif d'honoraires pour » les accidents tombant sous l'application de la loi du » 9 avril 1898.

» Ce tarif servira de base aux contrats à intervenir » entre les médecins de la Gironde et les Compagnies » ou Sociétés d'assurances contre les accidents. »

C'est dans ces conditions qu'une Commission, composée de délégués de tous les groupes médicaux du département, s'est réunie chez M. le Dr Lande, président de l'Association des médecins de la Gironde, et a étudié l'élaboration d'un tarif d'honoraires médicaux en cas d'accidents. Permettez-moi de fournir quelques détails avant de passer à la lecture des chiffres que nous avons établis.

Une des premières obligations imposées aux industriels par la loi du 9 avril 1898, est la remise dans les quarante-huit heures à la mairie d'un certificat d'accident. Sous la législation actuelle, sont seuls passibles de déclaration les accidents entraînant une incapacité de travail de plus de trois jours; avec la loi nouvelle, tout accident entraînant une incapacité de travail doit être déclaré.

Ce certificat doit être détaillé et aussi complet que possible, car le juge de paix auquel il est transmis dans les cas graves peut, s'il le trouve insuffisant, le faire contrôler et compléter par un médecin désigné par lui. C'est assez dire quelle est l'importance de ce certificat et quelle attention le médecin doit apporter à sa rédaction.

Nous n'avons pas cru pouvoir séparer le certificat de constatation de celui que réclame la Compagnie : ce dernier doit être, à notre avis, le duplicata du premier. En confiant leur rédaction à un seul médecin, nous avons voulu éviter les conflits qui ne manqueraient pas de s'élever en présence de divergences, même minimes, dans des certificats dressés par des médecins différents.

Au moment de la guérison, vous avez à remettre à la Compagnie un certificat qui la constate.

Nous avons fixé pour cet ensemble d'opérations : certificat à la mairie et son duplicata à la Compagnie, certificat de guérison délivré à la Compagnie, un chiffre unique de 10 francs. C'est le prix minimum que le médecin aura à toucher dans le cas où il ne serait pas appelé à donner les soins médicaux. Ce chiffre de 10 francs est plutôt inférieur que supérieur à celui des Compagnies, qui laissent à la charge et aux frais de l'industriel le certificat de déclaration à la mairie.

Tout certificat réclamé en plus pendant le cours du traitement sera payé au prix de 5 francs.

De même, si un ouvrier vous réclame un certificat de constatation d'accident, vous devez également le lui faire payer au prix de 5 francs.

Le chiffre de 10 francs ainsi établi s'applique à toutes les catégories de sinistres, et en cas de soins médicaux, c'est à lui que viennent s'ajouter les honoraires médicaux proprement dits pour constituer le total du prix à forfait.

La règle qui nous a guidés dans l'élaboration du

tarif d'honoraires médicaux a été de le faire aussi simple et aussi clair que possible, de façon à éviter toute contestation. Aussi, avons-nous établi les catégories suivantes :

1° Constatation d'accidents et certificats sans soins médicaux;

2° Constatation et certificats avec soins médicaux, mais sans intervention chirurgicale d'aucune sorte;

3° Constatation d'accidents avec soins médicaux et intervention chirurgicale.

L'intervention chirurgicale se divise en deux classes :

Petite chirurgie, ne comportant pas d'augmentation du prix à forfait;

Grande chirurgie, comportant une majoration établie d'après un tarif spécial à chaque accident, majoration qui vient s'ajouter au prix à forfait de la troisième catégorie.

Nous pouvons dans ces trois catégories faire rentrer tous les accidents et éviter les difficultés que n'eût pas manqué d'occasionner une classification basée sur la durée de la maladie ou de l'incapacité de travail.

Voici du reste, Messieurs, sans entrer dans de plus longs détails, l'exposé de notre tarif avec une liste des cas se rattachant, soit à la petite, soit à la grande chirurgie.

TARIF DES HONORAIRES MÉDICAUX EN CAS D'ACCIDENTS

(Application de la loi du 9 avril 1898.)

1° Constatation d'accident avec certificat de déclaration à la mairie et son duplicata pour la Compagnie, et certificat de guérison, sans soins médicaux ....F.   10

2° Honoraires dans le cas d'accidents avec soins médicaux, mais sans intervention chirurgicale d'aucune sorte :
Constatation et certificats....................F.   10
Soins médicaux............................... 5
          ——— 15

3° Honoraires dans le cas d'accidents avec soins médicaux et intervention chirurgicale :
Constatation et certificats....................F.   10
Soins médicaux avec intervention de petite chirurgie...................................... 10
          ——— 20

En cas d'intervention de grande chirurgie, le chiffre
de 20 francs sera majoré du chiffre correspondant
au tarif de grande chirurgie établi plus bas.

4° Certificat supplémentaire délivré pendant le traitement..F. 5

Petite chirurgie.

Sont considérées comme opérations de petite chirurgie, les
interventions suivantes :

Incisions ; — débridements ; — ponctions au bistouri ou au
thermocautère ; — anesthésie locale ; — rapprochement des
plaies par suture simple ; — arrachement des ongles détachés ;
— extraction de corps étrangers superficiels ; — ablation d'es-
quilles libres ; — section de parties molles condamnées ; —
hémostase (sauf les ligatures de certaines artères prévues au
tarif de grande chirurgie) ; — massage ; — électrisation ; —
saignée ; — application de ventouses ; — pansements de brûlures ; — traitement de l'asphyxie ; — évacuation de foyers
sanguins ; — taxis ; — réduction des luxations des doigts
(sauf le pouce porté au tarif de grande chirurgie) ; — réduction de luxation des orteils ; — injections sous-cutanées (mor-
phine, caféine, sérums, etc.) ; — extraction de corps étrangers
de l'œil ; — cautérisations par les caustiques ; — applications
de pointes de feu ; — cathétérisme des voies urinaires ; —
extraction de corps étrangers du nez ou de l'oreille ; — avulsion
des dents.

TARIF DE GRANDE CHIRURGIE

(Dont le chiffre vient s'ajouter au tarif à forfait inscrit plus haut).

Luxations.

Pouce ....F.	10	Épaule ....F.	30
Mâchoire inférieure.....	10	Pied..................	20
Poignet..............	10	Genou...	40
Coude...............	30	Hanche..............	80

Fractures.

Crâne (ablation d'esquilles ; fracture de la base).......F.	20
— (trépanation).................................	50
Os de la main....................................	10
Os du pied......................................	15
Côtes...	10

Maxillaire inférieur....................................F. 20
Clavicule.. 20
Extrémité inférieure du radius......................... 10
Avant-bras... 15
Coude.. 30
Bras... 25
Épaule... 30
Pied (intéressant l'articulation tibio-tarsienne).......... 50
Péroné... 20
Jambe.. 40
Rotule... 50
Fémur (diaphyse)....................................... 80
— (extrémité supérieure)............................... 100
Bassin... 40
Colonne vertébrale..................................... 100
Pour les fractures compliquées, quel que soit le siège de
  la fracture, il sera perçu en plus.................... 20

Amputations et Désarticulations.

Doigts............F.	15	Bras.............F.	60
Orteils............	15	Épaule............	100
Métacarpiens..........	20	Pied...............	50
Métatarsiens..........	20	Jambe.............	80
Poignet.............	40	Genou.............	100
Avant-bras...........	40	Cuisse............	100
Coude..............	60	Hanche............	150

Ligatures d'artères ([1]).

Sous-clavière........F.	60	Cubitale...........F.	20
Iliaque externe........	60	Radiale...........	20
Humérale.............	40	Tibiale...........	20
Fémorale............	40	Péronière..........	20
Poplitée............	40		

Opérations diverses.

Sutures des tendons.....................................F. 50
— des nerfs.. 50
Urétrotomie externe 100
Ponctions de la vessie (la première)................... 20

[1] La ligature des petites artères superficielles est comptée comme petite chirurgie.

Ponctions de la vessie (les suivantes) ....F.   10
Kélotomie.. 100
Trachéotomie... 100
Laparotomie 200
Extraction de corps étrangers des tissus profonds....... 30
Thoracentèse... 30
Paracentèse (la première)................................ 20
        —   (les suivantes) 10
Phlegmon diffus (incisions multiples et drainage)....... 30
Plaies étendues du crâne ou de la face.................. 10
Brûlures étendues du 3e degré au 5e degré (traitement)... 30
Anesthésie générale (pour les cas de petite chirurgie).... 10
        —   —   (pour les cas de grande chirurgie)... 20
Première visite d'urgence la nuit........................   5

Consultations entre confrères.

Pour chaque médecin-consultant....................F.   10
    Assistance et coopération à une opération de grande
        chirurgie. le tarif pour chacun des aides sera :
Opérations tarifées jusqu'à 40 francs................... 10
    —   —   au-dessus de 40 francs...   le 1/4 du tarif.

Spécialistes.

Dans le cas où l'intervention d'un spécialiste est nécessaire, les honoraires sont à débattre.

Lésions multiples.

En cas de lésions multiples, le tarif sera appliqué entier pour la plus grave; réduit de moitié pour les autres.

Frais de déplacements.

Dans le cas où le blessé habite en dehors de la résidence du médecin, il est alloué 50 centimes par kilomètre à l'aller.

Arbitrage.

En cas de contestation au sujet de l'application du tarif ci-dessus, les faits seront soumis à l'arbitrage du Bureau de l'Association générale.

En cas d'omission, les cas omis seront tarifés par les soins du Bureau de l'Association générale.

Vous le voyez, Messieurs, nous avons tenté de cataloguer tous les cas qui peuvent se présenter. Si dans la pratique quelque oubli venait à nous être signalé, il ne serait pas difficile de classer notre intervention, en nous inspirant des principes qui nous ont guidés dans notre travail.

Nous nous sommes efforcés, dans les chiffres dont je viens de vous donner lecture, d'être aussi justes que possible. Quelques-uns vous paraîtront peut-être trop peu élevés; mais c'est l'ensemble que nous devons regarder, et le nombre considérable d'accidents peu graves que la loi nouvelle nous obligera à constater établira une moyenne satisfaisante pour l'ensemble des sinistres. Si l'on ne devait tenir compte que des gros accidents, notre tarif ne représenterait pas la rémunération équitable du travail qu'ils nécessiteront; mais, je le répète, étant donné que les accidents légers sont de beaucoup les plus fréquents, l'honoraire que nous leur avons attribué et qui est supérieur à celui que nous touchons actuellement nous permettra d'arriver à une moyenne satisfaisante. C'est ce que nous devons, c'est ce que les Compagnies elles-mêmes doivent considérer.

Si les Compagnies protestent, nous pouvons leur faire remarquer que les administrations hospitalières feront certainement payer le séjour à l'hôpital des victimes d'accidents. Si les Compagnies veulent bien comparer les frais d'un séjour hospitalier aux frais occasionnés par le traitement à domicile, ce sera notre tarif qui, pour elles, présentera avantage.

Maintenant, Messieurs, si vous approuvez le tarif que je viens de vous lire, il faut que chacun de nous l'adopte sans restriction et, dans sa sphère d'action, emploie tous ses efforts à la faire accepter par ses confrères et par les Compagnies d'assurances.

Pour ceux de nos confrères liés déjà par des traités avec les Compagnies, ils devront s'efforcer de démontrer à ces dernières la justice de nos réclamations, et aussi l'intérêt qu'elles ont à marcher d'accord avec le Corps médical.

L'application de la loi sur les accidents est grosse d'imprévu et de difficultés; par l'union de tous, nous devons en triompher, et c'est à cette œuvre d'union, de confraternité médicale, d'entente loyale et constante, que votre Commission vous invite à participer. En serrant nos rangs autour de l'Association générale, à qui dans les cas difficiles nous laisserons le soin de trancher les différends qui se pourraient produire, nous ferons œuvre utile, et surtout nous ferons œuvre durable.

Suivant le désir que vous avez exprimé et en raison de ce que la loi prévoit qu'en certains cas le juge appliquera, pour le règlement des honoraires médicaux en cas d'accidents, le tarif de l'assistance médicale gratuite, votre Commission vous propose le tarif ci-dessous, à présenter à l'approbation du Conseil général pour le service de l'assistance médicale gratuite.

1º Pour les cas prévus au tarif ci-dessus, réduction de 25 %.
   (Ne pas oublier que les visites nécessitées par le traitement sont comptées en sus du prix de l'intervention chirurgicale.)
2º Pour les cas non prévus, comme ne correspondant pas à des accidents :

Tamponnement pour hémorragie utérine ....F.	10
Accouchement simple	25
— avec forceps.........................	30
— par version	40
— avec céphalotriptie...................	50
Curettage *post-partum*.........................	30
Fistule à l'anus	30
Fissure à l'anus	20
Tamponnement des fosses nasales	5
Traitement de l'hydrocèle (ponction et injection)......	10

Le Rapporteur, Dʳ PEYRE.

Après examen attentif des tarifs ci-dessus, dont les chiffres ont été discutés et établis par les membres de la Commission générale, qui ont la plupart une longue expérience des rapports avec les Compagnies d'assurances contre les accidents, le travail de M. le Dr Peyre a été approuvé à l'unanimité.

La Commission a décidé que ce rapport serait immédiatement adressé à tous les membres des divers groupes médicaux de la Gironde, et recevrait en outre la plus grande publicité possible.

La Commission espère que tous les confrères du département se feront un devoir d'adopter le tarif élaboré par elle, et voudront ainsi consacrer la solidarité confraternelle dont elle a été elle-même l'émanation.

Bordeaux. — Impr. G. Gounouilhou, rue Guiraude, 11.

www.ingramcontent.com/pod-product-compliance
Lightning Source LLC
LaVergne TN
LVHW021906180726
843502LV00008B/2922